AF319008

ÉTUDE BIBLIOGRAPHIQUE

SUR LES

MALADIES DES FEMMES

PAR

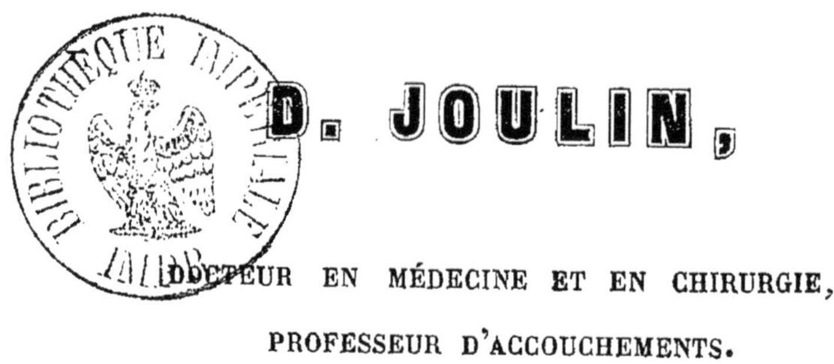

D. JOULIN,

DOCTEUR EN MÉDECINE ET EN CHIRURGIE,

PROFESSEUR D'ACCOUCHEMENTS.

PARIS,

CHEZ P. ASSELIN, SUCCESSEUR DE LABÉ,

Place de l'Ecole de Médecine,

ET AU BUREAU DU MONITEUR DES SCIENCES, 6, RUE DU 29 JUILLET.

1861.

Orléans. — Imp. de MORAND-BOUGET , rue des Carmes , 56.

ÉTUDE BIBLIOGRAPHIQUE

SUR LES

MALADIES DES FEMMES.

Les différents traités des maladies des femmes qui ont paru en ces derniers temps, sont arrivés à point pour combler une lacune regrettable dans une des branches les plus importantes de la pathologie spéciale. Les travaux remarquables qui ont été produits sur ce point, depuis une quinzaine d'années, étaient épars dans les collections; et on attendait avec impatience qu'une main vigoureuse les réunît en faisceau. Au lieu d'une main, il s'en est présenté quatre, et, grâce à MM. Becquerel, Scanzoni, Aran et Nonat, l'abondance va succéder à la disette; au lieu d'un traité, nous en avons quatre. Ces ouvrages annoncés presque en même temps, devaient paraître à peu près à la même époque ; mais des détails de publication, qui appartiennent au feuilleton plutôt qu'à l'histoire, ont retenu l'un d'eux dans les limbes des casiers typographyques plus longtemps qu'on ne devait raisonnablement le craindre ou l'espérer, de sorte que mon compte-rendu arrive un peu tard pour les premiers venus. Mais je m'étais proposé de les juger tous ensemble ; j'y trouvais l'avantage de les comparer entre eux et de jeter en même temps un coup d'œil sur l'état actuel de nos connaissances en gynécologie.

Je commencerai cet examen par M. Becquerel.

Traité clinique des maladies de l'utérus et de ses annexes. — M. Becquerel est un écrivain laborieux et plein de conscience. Si son livre ne jette pas de ces lueurs éclatantes qui font entrevoir des horizons nouveaux, on n'y rencontre pas non plus de ces prétendues découvertes qui n'ont que l'éclat, la consistance et la durée d'un feu follet. Il ne met pas le roman à la place de l'histoire, et si parfois il entr'ouvre la porte à l'hypothèse, il a soin d'en prévenir le lecteur.

L'historique de la gynécologie, qui sert en quelque sorte d'introduction à l'ouvrage, est traité avec beaucoup de soin : l'auteur, dans ses patientes recherches, n'a rien négligé pour être aussi complet que possible. C'est une critique fort judicieuse des différentes doctrines qui se sont manifestées, depuis les premiers âges de la médecine jusqu'à nos jours, sur les points principaux de la pathologie de la femme.

La partie qui traite de la pathologie et de la thérapeutique générales pourrait être supprimée avec avantage ; elle n'a pas sa raison d'être. Que la pathologie générale serve de préface à un traité complet de pathologie, rien n'est plus rationnel ; mais à quoi bon une pareille introduction pour un ouvrage spécial s'occupant d'un très-petit nombre de maladies dont les groupes n'ont entre eux que peu ou point de rapports ? C'est créer sans profit des répétitions et des longueurs toujours regrettables dans un ouvrage qui devrait prendre pour devise : la concision.

M. Becquerel semble vouloir nous prouver lui-même la justesse de cette observation, car toutes les matières de ce chapitre sont reprises et développées plus complétement lorsqu'il s'occupe de chaque maladie en particulier.

Dans le cours de l'ouvrage, les points originaux qui appartiennent exclusivement à l'auteur sont peu nombreux, et à part les crayons astringents, qu'il juge avec beaucoup d'impartialité, ses innovations portent sur des détails peu importants. Il est juste d'ajouter que les choses qu'il tire du fonds commun, c'est-à-dire qui appartiennent en quelque sorte au domaine public, sont souvent présentées, sinon sous un jour nouveau, au moins avec des développements qui en augmentent la valeur.

Je ne veux pas, à l'exemple du philosophe Pancrace, trop m'appesantir sur la forme, puisqu'il est entendu, dit-on, que dans les livres de science la forme est l'accessoire, et que tout est pour le mieux lorsque le fonds, c'est-à-dire la doctrine, est d'accord avec le bon sens et la vérité scientifiques.

Je suis d'autant mieux disposé à accepter les doctrines de M. Becquerel, que, sur le plus grand nombre de points, elles sont identiques à celles que je professe.

Pour ne parler que des questions importantes qui sont encore discutées, je crois, comme l'auteur, qu'on doit absolument rejeter l'emploi de la curette dans le traitement de certains cas de métrite, et malgré l'autorité du maître auquel on attribue dans une thèse, un fait de perforation des parois de l'organe dont il raclait la surface, perforation non suivie de péritonite mortelle, j'ai toutes les peines du monde à croire qu'on puisse rencontrer souvent des utérus aussi tolérants. Il suffit de constater les accidents que détermine parfois le séjour d'une simple sonde dans la cavité utérine, pour reculer devant une médication pleine de périls et qui peut être avantageusement remplacée par des agents plus sûrs et moins dangereux.

Le redresseur utérin est aussi justement repoussé par l'auteur. Malgré le talent remarquable déployé pour sa défense par ceux qui l'ont inventé ou naturalisé, c'est un instrument bon à jeter à la ferraille chirurgicale.

Les amputations de cols ultérins hypertrophiées, imaginées par M. Huguet, auraient pu être jugées avec un peu plus de sévérité ; mais enfin il y a condamnation et cela me suffit.

Je bornerai là mes citations en terminant par une légère critique. M. Becquerel semble attacher une certaine importance à quelques détails de la médication dite émolliente, il y revient à chaque instant: fomentations émollientes; lotions émollientes, pommades émollientes, injections émollientes. Il est possible qu'il y ait un beau livre à faire sur l'action thérapeutique de la guimauve et sur les motifs graves qui doivent faire préférer l'eau de son à l'eau claire ; espérons que, si un pareil livre voit le jour, il ne le devra pas à l'école de Paris.

La médecine est dans une période philosophique ; je ne parle pas, bien entendu, de cette philosophie transcendante qui enveloppe le vitalisme d'un nuage fuligineux, mais bien de celle qui conduit du doute à l'examen. La médecine cherche donc de plus en plus à se débarrasser de la niaise multitude des petits agents thérapeutiques qui vagabondent depuis des siècles à travers la matière médicale sans jamais avoir fourni leurs preuves ; elle fait enfin litière des *simples*, que l'ignorance et la crédulité nous ont transmises comme des reliques, de génération en génération.

Il serait à désirer que les écrivains médicaux aidassent de toutes leurs forces à ce mouvement vers le RÉALISME ; et que cette herboristerie, dont le moindre inconvénient est de faire perdre du temps au praticien qui compte sur son action, ne trouvât pas dans un ouvrage aussi sérieux un coin où se réfugier.

M. Becquerel a joint à son ouvrage un atlas fait avec beaucoup de soin. En général, je ne suis pas très-partisan des atlas d'anatomie pathologique, ils n'indiquent que la forme et à peu près la couleur des lésions, ce qui n'est pas toujours le plus important dans les affections utérines ; de plus ils ont l'inconvénient d'augmenter de beaucoup le prix de l'ouvrage.

En somme, malgré quelques imperfections de détail, le *Traité clinique des maladies de l'utérus* est un bon livre qui mérite son succès. L'auteur y montre une modestie qui n'a rien d'affecté, une grande bonne foi et beaucoup de loyauté ; il rend justice à tous, cite les sources où il puise et ne s'empare pas des idées des autres pour les présenter comme siennes.

Il est triste de signaler la probité scientifique comme une vertu qui n'appartient pas à tous les auteurs ; mais le vol à l'idée semble à beaucoup de gens un péché tellement véniel qu'ils ne prennent pas la peine de s'en confesser.

Dans le siècle dernier, les gentilshommes coupaient les bourses et tiraient les manteaux sur le Pont-Neuf, sans croire pour cela diminuer en rien la *nobleïne* de leur sang ; il faut espérer que dans le siècle qui s'approche les plagiaires seront traités comme les gentilshommes coupeurs de bourse le seraient à notre époque.

La première édition est, dit-on, à peu près épuisée, et on en prépare une seconde. Nous souhaitons à cette dernière autant de succès qu'à son aînée.

Traité pratique des maladies des organes sexuels de la femme, par **F.-W. Scanzoni.** — Le livre de M. Scanzoni présente un peu l'aspect de ces petites villes allemandes aux pavés encadrés d'herbe drue, aux pignons verdis par la mousse, aux rues tortueuses et mal alignées, dans lesquelles on rencontrerait par hasard quelques maisons à la française, toutes surprises de voir la physionomie vieillâtre de leur entourage. M. Scanzoni est Allemand ; son pays est la patrie classique des apparitions, des idées nuageuses et des croyances naïves ; dans cette région des brouillards psychologiques, la science n'a point les fortes mamelles et le sang chaud qu'elle possède à Paris, elle prend les allures d'une femme lymphatique, qui a plus de nerfs que de sang généreux. Les chemins de fer changeront probablement tout cela quelque jour, espérons-le, car l'Allemagne doit se faire pardonner les magnétiseurs et l'homœopathie, cette peste qui asphyxie l'intelligence en la plongeant dans le vide.

M. Scanzoni porte un nom honorablement connu dans la médecine allemande, il exerce sur un théâtre assez vaste pour avoir acquis une certaine expérience personnelle, car il peut l'appuyer sur dix années de pratique hospitalière. Il possédait de plus, le droit de mettre à contribution tous les auteurs qui l'ont précédé dans la carrière gynécologique. Malgré tant de motifs qui l'obligeaient à bien faire, M. Scanzoni n'a écrit qu'un fort médiocre ouvrage.

Au premier abord, ce livre a une physionomie étrange ; on dirait qu'il n'est pas l'expression d'une pensée unique ; il y a des bigarrures, des nuances disparates qui se succèdent presque sans transition.

Ici, on trouve des pages qu'on pourrait dater de Paris, elles portent d'un bout à l'autre l'estampille de notre école. Là, on en rencontre qui ont pu être écrites il y a trente ans, dans une école où l'hypothèse florit encore, où l'on met le *probable* à la place de l'*inconnu* ; car si l'ignorance n'y est pas défendue, il y est défendu de dire : Je ne sais pas.

Ici, l'auteur se montre d'une incrédulité s'élevant jusqu'à la négation des injections iodées ; là, il fait preuve d'une crédulité extrême et bien capable d'inspirer une juste méfiance pour ses explications ou affirmations. Exemples :

A propos de l'étiologie des flexions utérines, il place le défaut d'allaitement du nouveau-né par la mère parmi les causes déterminantes actives, parce qu'il a remarqué que « cinquante-quatre femmes atteintes d'une flexion de matrice ayant mis au monde cent quatre-vingt-six enfants, il n'y en avait eu que cinquante-sept d'allaités. »

Voilà j'espère de la statistique bien convaincante.

Autre : A propos des chutes de matrice, il raconte , page 111, avoir traité une jeune fille *nullipare* « *chez laquelle la*

*rupture du périnée était arrivée tout d'un coup en soulevant une
corbeille remplie de linge mouillé.* »

Il n'y a qu'un homme en France, et cet homme est l'illustre
M. Chailly, qui puisse croire à une rupture aussi spontanée ;
on sait que ce célèbre accoucheur a poétiquement comparé le
périnée d'une femme à une toile d'araignée.

Autre exemple : A propos des tumeurs fibreuses de l'utérus :
« Nous vîmes un corps fibreux de la grosseur *d'une tête
d'homme*, dont le diagnostic était sûr, *disparaître pendant les
couches* d'une manière si complète, que six semaines après
l'accouchement on ne pouvait découvrir de traces de cette
tumeur qui avait existé pendant onze ans. » L'auteur en con-
clut que, s'il est un temps dans lequel les conditions sont favorables à *un résorption*, c'est sûrement l'état *puerpéral.* » — !!!

La résorption, en six semaines, d'une tumeur fibreuse de la
grosseur d'une tête d'homme (1), est un de ces faits heureux
qui n'appartiennent qu'à l'Allemagne et peut-être même exclusivement à M. Scanzoni. Dans nos climats, moins favorisés ,
nous n'avons jamais rien vu de semblable.

La crédulité est un grand défaut chez un auteur ; mais on
peut parfois se montrer indulgent lorsqu'elle n'est pas trop
exagérée ; elle tient souvent à l'éducation primitive, au milieu
dans lequel on vit, à une idiosyncrasie particulière, à une
candeur native et inaltérable. A la rigueur, on peut donc pardonner à la crédulité d'un auteur ; mais ce qu'on ne peut lui
pardonner, c'est de ne pas être au courant de la science qu'il

---

(1) Scanzoni, page 189.

enseigne, c'est d'ignorer les choses importantes qui font partie de sa spécialité. Soyez un simple compilateur, si c'est votre talent, bornez-vous au rôle de chroniqueur qui enregistre les faits scientifiques contemporains, soit ; mais au moins lisez les gazettes. Malheureusement, M. Scanzoni, sur un très-grand nombre de points, se montre peu au courant de la science ; il semble s'être endormi pendant une quinzaine d'années et ne tient pas compte de ce qui se serait passé pendant son sommeil.

Parmi les auteurs qu'il cite, et cela est encore une des nuances disparates que j'ai signalées, j'en ai compté quinze appartenant au xvi° siècle, et vingt-quatre au xvii°. L'érudition fait bon effet dans un ouvrage ; elle lui donne un certain cachet ; cependant il est probable que les médecins de nos jours préféreraient connaître l'opinion de MM. Velpeau, Nélaton, Cruveilhier, Barthe, etc., sur les kystes de l'ovaire, que de savoir ce que pensaient dans leur temps Moschion, Bereng ou Venet, sur des sujets qui étaient à peu près de l'hébreu pour eux. J'ajouterai que ces auteurs, qui en gynécologie savaient à peine, pour la plupart, distinguer leur main droite de leur main gauche, riraient bien s'ils pouvaient voir, du fond de l'oubli où le temps les a plongés, qu'on les prend aujourd'hui pour des autorités ! Il est bon de s'occuper des anciens, c'est un hommage rendu à leur poussière, mais il vaut mieux encore ne pas oublier les modernes.

J'ai parlé des kystes de l'ovaire. M. Scanzoni leur consacre soixante-cinq pages. Examinons ses opinions.

On se trouve d'abord dépaysé dans la classification de l'auteur, il en est encore aux kystes *cystosarcomes, colloïdes, cysto-*

carcinomes, etc., parmi lesquels on voit intervenir le cancer alvéolaire sans alvéoles et le colloïde sans masse colloïde, (page 353). On doit donc chercher la clef de cette nomenclature qui commence à ressembler pour nous à ces monuments de l'antique Ninive aux inscriptions hiéroglyphiques. Lorsqu'on a compris à peu près, on s'avance péniblement à travers une forêt vierge d'hypothèses, à travers des théories et des explications d'un autre âge, On marche toujours, on espère rencontrer quelque part les opinions qui se sont produites avec tant d'éclat sur ce sujet en 1856, à l'Académie de médecine ; il n'en est pas question. Le bruit de cette magnifique discussion, qui a jeté une si vive lumière sur ce point de la gynécologie, est bien parvenu jusqu'à M. Scanzoni ; mais lui, souriant, a regardé passer toute cette science devant son immobilité et lui a fermé la porte ; elle aurait effarouché ses chères hypothèses.

Il a continué à repousser cette chose si dangereuse qu'on appelle l'injection iodée, il a continué à ponctionner ses malades *assises sur une chaise ;* à les ponctionner par le cul-de-sac vaginal, à les ponctionner PAR L'OMBILIC (p. 394), et à raconter l'histoire de sa malade « qui, dans l'espace de trois ans, « se fit elle-même vingt-deux fois la paracentèse, en ouvrant « avec un rasoir la paroi du kyste qui faisait hernie au travers « de l'anneau ombilical (page 305). »

Où conduit une pareille immobilité ?

Elle conduit à prendre une vessie pleine d'urine pour un kyste de l'ovaire, qu'on aurait impitoyablement ponctionné si elle ne s'était *rompue* sous la main exploratrice de l'auteur (p. 384).

Elle conduit à ponctionner un *cystosarcome,* et la malade meurt trois heures après d'une hémorragie interne (p. 307).

Les erreurs de diagnostic sont souvent excusables, mais je crois qu'en France aucun spécialiste en réputation n'en aura de semblables à se faire pardonner.

Si ce livre représente, comme l'auteur le dit, la science allemande, le Rhin n'est pas la seule frontière qui nous sépare, il y en a encore une autre ; mais que les Allemands se rassurent, celle-là nous ne la leur disputerons jamais.

Encore deux citations et je termine.

En parlant de la menstruation tardive, l'auteur dit qu'on peut observer « la consomption progressive de toute la masse du sang. » (page 266). A propos du phlegmon péri-utérin, auquel il fait l'aumône de deux petites pages, on lit : « Lorsque « l'épanchement est solidifié, il faudra chercher à lui rendre sa « *fluidité* et à hâter sa résorption au moyen de cataplasmes, de « bains tièdes.... etc. »

M. Scanzoni a probablement copié ces deux phrases dans Faventius, son compatriote, qui vivait en 1544, car elles n'ont guère la tournure de la science actuelle.

J'ai choisi à dessein mes citations parmi ce que l'auteur a écrit de plus étrange ; ce n'était certainement pas dans le but de chercher à rendre ridicule l'œuvre de M. Scanzoni ou d'affecter une sorte de dédain pour ce qui se publie en dehors de notre école. J'ai voulu simplement montrer certains côtés caractéristiques, qui permissent de voir dans quel esprit l'ouvrage avait été conçu.

Souvent une phrase suffit pour faire juger du mérite d'un livre; j'en ai copié assez pour que le jugement du lecteur soit parfaitement motivé.

J'ajouterai que je n'ai rencontré aucune trace de travaux véritablement originaux, dus à M. Scanzoni ; il me paraît n'avoir exposé que la science ou plutôt les découvertes d'autrui. En somme, je crois que ce livre ne méritait pas les honneurs de la traduction.

Leçons cliniques sur les maladies de l'utérus et de ses annexes, par le docteur ARAN. — En général, la physionomie de l'auteur qui se présente devant le public, est humble et modeste. M. Aran n'a pas l'hypocrisie de l'humilité, il dit naïvement ce qu'il pense de son mérite et il fait bien, car nul n'est mieux loué que par soi-même.

Dans un passage que je résume avec fidélité, mais qui est un peu long pour que je le copie, il se demande combien d'auteurs ont écrit sur la gynécologie, avec bonne foi, intelligence, exactitude et compétence.

Il paraît qu'il en est fort peu, car il n'ose pas en dire le nombre. Je crois même, si on soulève le voile transparent qui enveloppe sa pensée, qu'il n'en connaît qu'un seul : celui-là se nomme M. Aran ; car il ajoute un peu plus bas, en parlant des résultats de ses recherches qu'il va nous produire : « Peut-
« être ne sont-ils pas toujours aussi complets, aussi concluants
« *aussi brillants* en un mot que ceux qui sont annoncés *ailleurs;*
« mais *ils ont*, je le pense du moins, *le mérite d'être vrais*, et
« c'est comme tels que je me crois autorisé à vous les pré-
« senter. »

Ce qui me paraît signifier en français vulgaire : L'erreur, c'est... les autres ; la vérité, c'est... moi.

Prétendre qu'on voit plus clair que tout le monde, que seul on a la vue nette, c'est hardi quand on a de bons yeux, mais c'est téméraire lorsqu'on passe pour un peu myope.

Cette prétention exorbitante ne m'empêchera pas de rendre à M. Aran la justice qu'il mérite. Il doit avoir beaucoup travaillé, non-seulement en théorie, mais encore cliniquement, la question qu'il traite, personne ne me semble mieux au courant que lui de tous les travaux publiés sur la matière, et je suiconvaincu qu'il lui manque peu de chose pour être capable de faire un très-bon livre.

M. Aran consacre une large place à l'étude des inflammations utérines, qui occupe presque complétement les deux premières parties de son livre. Le commencement de l'ouvrage m'a séduit ; l'auteur y fait preuve d'une certaine indépendance d'observation. A propos de l'étiologie, il repousse avec raison une foule de causes dont la justification serait bien difficile à faire : c'était un progrès accompli sur la routine, qui me donnait bon espoir pour le reste. Mais, malheureusement, bientôt l'auteur s'anime, s'échauffe et perd le beau sang-froid de son début. L'inflammation utérine devient pour lui la boîte de Pandore ; il l'accuse d'être la cause de tous les maux et la rend responsable de choses dont elle est bien souvent innocente. Dominé par cette idée, il fait de l'exposé des symptômes des différentes métrites un véritable magasin de bric-à-brac pathologique ; on y trouve de tout, et il ne serait pas difficile d'y rencontrer les éléments de vingt maladies étrangères à l'utérus.

L'auteur procède à la manière d'Hahnemann étudiant l'effet de ses médicaments homœopathiques. Hahnemann donnait un globule, et, pendant quarante jours ou plus, examinait avec le soin le plus minutieux son malade et attribuait au médicament tous les phénomènes qui se produisaient, quelle que fût leur gravité ou leur insignifiance.

M. Aran semble agir de même en voulant attribuer à la métrite, — qui souvent a une assez longue durée ; — tous les états morbides qui se produisent depuis sa naissance jusqu'à sa terminaison. Entre autres, la lithiase biliaire, la phtisie, la lithiase urinaire. Mais ce n'est pas tout. Après avoir entassé Pelion sur Ossa, les calculs biliaires sur les calculs urinaires, les calculs urinaires sur la phthisie, M. Aran n'est pas encore satisfait ; il lui en faut d'autres, il n'en trouve plus, alors il imagine LA TOUX UTÉRINE et le FACIES UTÉRIN !!! Voilà à quelles puérilités une idée préconçue peut conduire un homme de talent.

Si cet exemple était suivi, si, au lieu d'enfermer chaque maladie dans son individualité propre, on s'avisait de les enchaîner les unes aux autres, d'en faire une unité compacte, la médecine ne tarderait pas à aller s'engloutir dans un effroyable chaos.

Au milieu de tout cela, on trouve beaucoup d'excellentes choses, parfaitement observées, mais elles sont trop souvent étouffées sous des détails oiseux, des redites continuelles, et le lecteur, ébloui, fasciné par une multitude de symptômes qui tourbillonnent devant lui, ne sait plus où il en est à la fin du chapitre.

M. Aran est trop complet ; il faudrait qu'il se résignât à voir un peu comme tout le monde et à subir quelques amputations : l'ouvrage y perdrait comme épaisseur, mais il y gagnerait considérablement comme autorité.

Il est certain que l'utérus joue un rôle si important dans l'existence de la femme, qu'il est difficile d'admettre que, lorsqu'il souffre, la santé puisse être parfaite ; mais il ne faut cependant pas en faire pour cela une espèce de *croquemitaine* devant lequel l'organisme entier doit trembler parce qu'il a un peu de catarrhe ou d'ulcération.

M. Aran a consacré à l'exploration de l'utérus un chapitre plein d'excellents préceptes, et très-utile aux praticiens, qui ne rencontrent pas dans les auteurs des développements suffisants sur ce point, et sont forcés de faire eux-mêmes leur éducation. La sonde utérine est encore un instrument nouveau, et, comme de toutes les choses nouvelles qui sont à la *mode*, on sera certainement disposé à en trop user ; il est donc bon d'en diminuer les dangers en réglant son emploi, qui n'est pas toujours facile. Aucun des détails minutieux dans lesquels entre l'auteur n'est inutile, car il avoue lui-même que, malgré sa grande habitude de la sonde, il rencontre parfois des utérus impénétrables.

J'ai éprouvé les mêmes mécomptes que M. Aran ; je crois en avoir trouvé la cause et le remède. La cause tient probablement à ce que, si la sonde a toujours la même courbure, il n'en est pas de même de la matrice, et il suffit qu'un rétrécissement un peu prononcé de l'orifice interne coïncide avec une différence dans les axes de l'utérus, pour que le cathétérisme soit difficile, sinon impossible. Les anatomistes qui se sont occupés des courbures et des axes de l'utérus sont arrivés

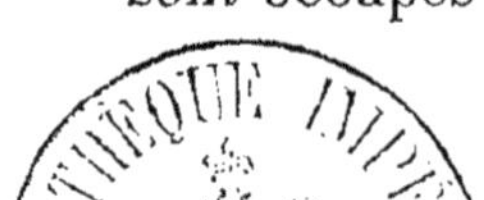

à des conclusions très-différentes, parce qu'ils veulent trop rapporter à un seul type le sujet de leur examen. Les plus libéraux ont accordé des courbures propres à l'enfance, à l'adulte nullipare et à la multiparité ; mais il n'ont pas tenu suffisamment compte des différences individuelles, ils n'ont pas voulu songer qu'on ne rencontre pas plus fréquemment deux utérus identiquement semblables qu'on ne rencontre deux nez exactement pareils. M. Aran repousse la sonde de Kiwish comme ayant une trop forte courbure ; mais celle de Valleix, qu'il emploie, pourra, dans un cas donné, présenter le même inconvénient ou être trop droite.

Pour éviter les difficultés qu'on éprouve à pénétrer dans l'utérus rétréci, j'ai fait quatre sondes en baleine terminées par des renflements de 1 à 4 millimètres de diamètre. Je leur ai donné des courbures différentes en les pliant dans l'eau bouillante et en les refroidissant brusquement dans l'eau froide ; j'ai ajouté à ces sondes, comme curseur, un anneau coupé sur du tube de caoutchouc un peu épais. Le doigt fait mouvoir cet anneau sur la sonde aussi facilement que le curseur métallique. La grande flexibilité des sondes les plus fines, leur permet de prendre la courbure convenable et de trouver facilement l'orifice rétréci où elles s'engagent. Si on a quelques raisons de croire à un ramollissement du tissu utérin, on les laisse en place pendant quelques minutes, et ensuite on explore l'organe avec une sonde plus grosse, qui pénètre alors facilement. Je crois qu'une main un peu exercée ne rencontrera pas, avec mes sondes, d'orifices utérins infranchissables.

En parlant de l'application du spéculum, M. Aran décrit bien la ligne que l'instrument doit parcourir pour arriver au col ; mais, à l'exemple de *tous* les auteurs, il omet un détail assez important et dont la notion évite des tâtonnements désagréables pour la malade et pour le praticien : c'est que l'axe que doit suivre le spéculum varie avec le degré de flexion des cuisses ; lorsque cette flexion est très prononcée, on trouve le col en arrière et en bas ; lorsqu'elle est faible ou nulle, on la rencontre plus en haut et en avant.

La troisième partie du livre de M. Aran est bien supérieure aux deux autres ; ses idées y sont mieux exposées, il s'y montre moins prolixe, plus sobre de répétitions et d'explications théoriques, et c'est à peine si on s'aperçoit de l'absence de méthode, Je ne veux pas examiner une à une les opinions de l'auteur qui me paraissent s'écarter des idées reçues et d'une observation rigoureuse : cela serait peut-être un peu long ; mais il est une allégation que je ne puis laisser sans une mention spéciale, d'abord parce qu'elle est très-fausse et qu'ensuite elle pourrait exposer à de désagréables mécomptes le praticien qui l'introduirait dans les familles. L'auteur dit (p. 94.) en parlant de l'allaitement qu'il conseille aux mère : « C'est que l'allaitement, retardant la conception pendant « treize ou quatorze mois, met les femmes à l'abri de ces « grossesses dont je vous signalais, il n'y a qu'un instant, les « inconvénients et les dangers. » Je suis fâché de rencontrer une pareille affirmation sous la plume d'un spécialiste qui ne doit rien ignorer des phénomènes de la vie sexuelle de la femme. La vérité est que, non-seulement les nourrices qui sont réglées peuvent parfaitement devenir enceintes, mais qu'on peut encore observer la grossesse chez celles *dont les règles sont supprimées* pendant le temps de l'allaitement.

Comme thérapeutiste, M. Aran m'effraye, il a pour les sangsues une prédilection terrible, sa main généreuse les répand sur les cols utérins avec une prodigalité exténuante. Je ne suis point partisan de ces saignées répétées sous le moindre prétexte. La femme est trop disposée naturellement aux accidents nerveux qui accompagnent les pertes de sang ou qui en sont la suite, pour qu'on ne s'arrête pas toujours devant cette barrière qui se nomme la chlorose.

Son traitement de la métrite par la CURA FAMIS ! n'obtiendra jamais auprès des malades un succès d'enthousiasme. Infliger un tel supplice à une malheureuse femme qui n'a d'autre crime à se reprocher que d'être atteinte d'une métrite, me semble un peu moyen-âge, surtout lorsqu'on possède tant de moyens moins féroces et beaucoup plus certains d'obtenir la guérison. Ses malades supporteront toujours de mauvaise grâce un pareil traitement, même si on prend la précaution recommandée par l'auteur de *leur faire garder le repos dans la position assise dans un endroit frais* (à la cave probablement). Nous conseillons à M. Aran de lire l'histoire d'Ugolin ; cette lugubre complainte adoucira peut-être ses mœurs de thérapeutiste.

La chute de la matrice donne à l'auteur l'occasion d'employer un procédé *ingénieux* emprunté aux peuplades du Darfour : il soumet ses malades à l'infibutation et leur passe un anneau dans les grandes lèvres. Il assure que les résultats obtenus sont jusqu'à présent favorables. J'ignore dans quel sens il prend ici le mot *favorable.*

A part ces étrangetés, la thérapeutique de M. Aran ressemble assez à la thérapeutique de tout le monde.

En résumé, on remarque dans ce livre des perles dans beaucoup de paille : il s'agit pour le lecteur de savoir les trouver. Si l'auteur le voulait, il lui serait peut-être facile d'enlever la paille.

Traité pratique des maladies de l'utérus et de ses annexes, par M. Aug. Nonat. Et tout d'abord, je veux faire amende honorable d'une mauvaise pensée : avant de lire ce livre, j'avais une prévention si grande que je n'osais pas aller au delà du titre... J'étais dans la situation d'un homme qui vient d'avaler d'amers breuvages, et je redoutais une nouvelle amertume. Pourquoi cette mauvaise pensée ? — Pourquoi ! S'il fallait faire l'histoire de toutes les mauvaises pensées, on n'en finirait pas. *Confiteor*, cela suffit.

Ma prévention était dans son tort, le livre de M. Nonat n'est pas écrit en ce français qui écorche les yeux et qu'on pourrait appeler scientifique pour le distinguer du français véritable. Le style en est correct et d'une bonne facture. Les idées exposées avec beaucoup de clarté et de méthode ; enfin sous bien des rapports, surtout sous celui de la forme, le livre de M. Nonat est très-supérieur à ceux dont j'ai fait l'analyse.

On devait naturellement s'attendre à ce que les phlegmons et hématocèles péri-utérins seraient les chapitres de résistance de l'œuvre ; ces affections y sont, en effet traitées avec un véritable luxe de détails. Le seul reproche qu'on pourrait faire à l'auteur serait peut-être d'en avoir un peu exagéré l'importance et la fréquence. Mais quel est le père d'une idée scientifique qui sache à point s'arrêter dans l'admiration qu'il professe pour sa progéniture ? Quel est l'inventeur assez modeste pour ne pas voir dans sa découverte le point d'appui que demandait Archimède pour soulever le monde ? Il en est bien peu. M. Nonat est excusable dans son enthousiasme pour ses idées ;

car, au moins pour la première de ces affections, on ne peut
nier qu'il ait joué un véritable rôle de père.

Parmi les bons chapitres qui sont nombreux, j'ai remarqué
celui où l'auteur examine l'action des caustiques portés sur
l'utérus ; il est très-complet.

A l'exemple des peintres qui consacrent au sujet principal
du tableau toutes les richesses de leur palette, M. Nonat a
parfaitement soigné ses premiers et même ses seconds plans ;
mais il a dans le fond de sa toile des chapitres d'un ton et
d'une couleur qui jurent avec le reste du tableau.

Dans son article sur les déviations utérines le médecin de
la Charité accorde à l'utérus *vingt-quatre* manières de se dépla-
cer ; il admet des *anté-rétro-antéflexions* des *rétro-anté-rétro-
flexions*, etc. L'auteur prend-il l'utérus pour un bas de laine
qu'on peut tordre, contourner ou nouer à volonté ? car je crois
qu'il serait presque aussi facile de faire un nœud avec la matrice
que de lui faire exécuter les zig-zags flexueux, qu'il nous décrit:
je ne suis pas assez indiscret pour demander à voir et surtout
à toucher ces 24 variétés de déplacements utérins ; mais si
l'auteur veut bien me montrer une seule *latéro-flexion* simple
et dégagée de toutes complications de voisinage, telles
qu'adhérence, tumeur, etc, ; je m'engagerai presque à croire
au reste de son petit roman.

Puisque je suis en train de confesser mon incrédulité, je vais
faire un aveu complet. Je ne crois pas que le déplacement de
l'utérus *directement en avant* soit aussi fréquent que l'affirme
l'auteur ou les auteurs. Ma conviction repose sur un très grand
nombre de faits que j'ai eu l'occasion d'observer dans ma
pratique ; les déplacements en avant sont plus fréquents, il

est vrai, à eux seuls que tous les autres déplacements réunis ; cependant dans l'immense majorité des cas, l'utérus m'a paru se diriger non pas *directement en avant*, mais à peu près suivant une ligne qui, partant du tiers interne du grand ligament sacro-sciatique gauche, aboutirait vers la partie moyenne de la branche horizontale du pubis droit, et j'ai noté presque toujours une douleur dans le flanc gauche, qui tient probablement au tiraillement du ligament large du même côté. Par l'examen la région anatomique, on se rend parfaitement compte du sens de cette déviation. Le fond de l'utérus, porté en avant, repose sur la vessie qui lui présente un plan mobile disposé à se dérober et à rejeter l'organe à droite ou à gauche. Le ligament rond est plus court à droite, et ramène naturellement l'utérus de son côté. Je pense que cette manière d'expliquer le mécanisme de la lésion est plus naturelle que celles qu'on a données jusqu'à présent.

L'auteur a consacré cent pages à l'étude des lésions mécaniques de l'utérus ; il serait possible d'en retrancher la moitié, et de satisfaire encore les lecteurs qui n'aiment pas la concision.

On pourrait également supprimer le chapitre de la MÉTRORRHAGIE LATENTE, et surtout celui de l'APOPLEXIE DE L'OVAIRE, qui n'est rien autre chose que la conséquence de l'évolution périodique de l'œuf humain. M. Nonat, se méprenant évidemment sur la nature de ce qu'il considère comme une maladie, décrit les modifications anatomiques que subit la vésicule de Graaf après sa rupture, les deux feuillets qu'elle présente, les modifications du corps jaune, tout cela sans dire un mot de la vésicule de Graaf du corps jaune ou de l'ovulation. Il voit là une hémorrhagie simple qui est la cause *la plus ordinaire des petits kystes de l'ovaire ou du phlegmon subaigu des ligaments larges*, et traite ces hémorrhagies du parenchime de l'ovaire par... les antiphlogistiques... Ne confondons pas la Pirée..., non, la physiologie avec la pathologie.

Si M. Aran aime la saignée, on peut dire que M. Nonat l'adore. Quelle terrible lancette ! seulement il n'use pas des émissions sanguines sous la même forme, car il reconnaît que les sangsues appliquées sur le col utérin, — QUI DONNENT DE SI MAGNIFIQUES RÉSULTATS A SON COLLÈGUE, ont été impuissantes entre ses mains. De son côté, M. Aran compte très-peu sur les saignées générales, - - QUI FOURNISSENT A M. NONAT DE SI HEUREUX SUCCÈS.

Quelle condamnation sans appel de cette thérapeutique sanguinaire !

Les gynécologues dont nous avons analysé les ouvrages, — M. Becquerel excepté,—ont une prédilection malheureuse pour les émissions sanguines ; bien peu de malades trouvent grâce devant leur lancette. On appelle cela de l'empirisme ; pour moi c'est du *vampirisme*. Si les saignées n'étaient qu'inutiles, passe encore : mais elles plongent les malheureuses femmes qui en sont les victimes dans un état d'héréthisme nerveux qui persiste souvent des années. Dans tous les cas, elles rendent les convalescences interminables.

Une dernière observation. M. Nonat dit à la fin de sa préface : « Je ne terminerai pas sans adresser ici mes sincères remer-
« ciements à M. le docteur Linas, dont le concours m'a été si
« utile pour la rédaction de cet ouvrage. » Que signifie cette phrase ? Si M. le docteur Linas n'a pas écrit le livre, il ne faut pas le laisser supposer (et sur ce point, je déclare n'avoir

absolument aucun autre renseignement que celui fourni par la préface). Si, au contraire, cet écrivain distingué a tenu la plume, il est juste de le dire, car le livre est bien écrit. La phrase citée dit donc trop ou trop peu. Dans les œuvres théâtrales, on fait la part de chacun. On dit d'un opéra : Musique de Meyerbeer, paroles de Scribe. Pourquoi n'en serait-il pas de même pour les œuvres médicales ; pourquoi ne dirait-on pas : Expérience, observation et idées de M. Pierre, style de M. Paul ? On serait juste pour tout le monde, et la justice est chose si rare — sur notre misérable planète, — qu'il ne faut pas perdre une seule occasion de lui rendre hommage.

Quelle que soit l'importance du rôle joué par M. Linas dans cet ouvrage, nous le répétons, c'est un bon livre qui restera. Je n'ose pas en dire autant des autres.

Si je jette un coup-d'œil d'ensemble sur les travaux qui sont le sujet de cette analyse, je les trouve individuellement trop volumineux. Chacun des auteurs me semble préoccupé surtout de l'idée de ne point se laisser vaincre en épaisseur ; c'est plutôt une lutte de papier noirci que de progrès scientifique.

Lorsqu'on a dit sur un sujet tout ce qu'il y a de vrai à dire et qu'on veut parler encore, on est bien forcé de faire du roman. Si on continue à suivre cette voie, on finira par faire comme Alexandre Dumas, vingt-cinq volumes sur un sujet qui tiendrait à l'aise dans un petit in-octavo. Le progrès pour moi, consiste, non pas à allonger des choses déjà trop longues, mais à en retrancher tout ce qui n'est pas sanctionné par une sévère observation. Depuis que j'ai lu nos quatre gynécologues, je suis plus convaincu que jamais qu'on peut faire, sur les maladies des femmes, un ouvrage *très-complet* en quatre cents pages.

Il est vrai que l'extension des symptômes, ce roman, cette tache d'huile qui menace d'envahir la pathologie spéciale, ne pourrait y occuper une place.

On avait le droit d'espérer que les questions neuves ou peu étudiées trouveraient un asile au moins dans un de ces traités spéciaux, et que les auteurs payeraient leur bien-venue en plaçant leurs livres sous la protection d'une petite découverte. Le champ de la pathologie des femmes n'a pas été tellement exploité qu'on n'y trouve encore quelques épis à glaner. Non-seulement je n'ai rien rencontré de très-neuf, mais encore j'ai remarqué une grande sobriété à propos des nouveautés gynécologiques. Je dirai plus, j'ai eu le regret de constater de nombreuses omissions. J'en signalerai seulement quelques-unes.

D'abord la question de l'exfoliation de la membrane utérine (en dehors de la gestation). M. Raciborski a traité, il y a déjà trois ans, ce sujet avec beaucoup de talent ; mais l'affaire n'est pas encore jugée et les spécialistes doivent s'attacher à résoudre, ou au moins à faire progresser un peu ces questions non-résolues.

Les petits abcès très-douloureux de la périphérie du col utérin, signalés par M. Nélaton, et que l'éminent professeur m'a dit rencontrer *assez fréquemment*. Ce reproche s'adresse surtout à M. Nonat, qui a fait son domaine du périmètre utérin.

Une affection spéciale du canal de l'urètre chez la femme, dont je possède neuf ou dix observations, ce qui prouve qu'elle n'est pas absolument rare. Je me propose de réparer sur ce point et sur le suivant, les omissions que je regrette.

Une altération spéciale du col utérin que mon savant ami M. de Castelnau a observé encore plus souvent que moi à Lourcine, et qui est également bien connue de M. Nélaton. Je crois pouvoir ajouter plusieurs etc., à liste des omissions sans être injuste envers les auteurs que j'ai eu l'honneur d'examiner.

En résumé, si un jury était chargé de leur décerner des prix, il accorderait le premier à M. Nonat, le second à M. Becquerel, un accessit à M. Aran, et il engagerait M. Scanzoni à ne jamais se laisser traduire en français.

Depuis le moment où j'ai rédigé cette revue des travaux récemment parus sur les maladies des femmes , j'ai publié une note sur une affection non décrite à laquelle j'ai fait allusion dans le cours de cette revue. Je crois devoir la placer à la suite de cette étude générale , telle que l'Académie a bien voulu l'écouter avec bienveillance.

NOTE SUR LE PEMPHYGUS DU COL UTÉRIN ,

lue à l'Académie de Médecine.

Séance du 2 avril 1861.

Le pemphygus du col utérin est constitué par une large vésicule qui soulève l'épithélium du col, et qui contient un liquide transparent. Les grands rapports de forme qui existent entre cette affection et le pemphigus qu'on observe sur l'enveloppe cutanée m'ont déterminé à lui donner la même dénomination.

Le pemphygus utérin a une forme globuleuse, elliptique, à bords très-réguliers ; il ressemble à s'y méprendre à une goutte large et épaisse du mucus clair et filant que secrète le col. Il est parfois cerné à sa base par un liseré rouge vif extrêmement étroit qui paraît être du sang pur. La surface du col sur laquelle le pemphygus repose est parfaitement normale, garde sa teinte ordinaire et peut ne présenter absolument aucune autre altération..l'épithélium qui sert d'enveloppe à la vésicule possède une résistance assez grande pour qu'un frottement un peu rude pratiqué au moyen d'un corps dur et mousse n'en détermine pas la rupture ; si le frottement a lieu avec le crayon de nitrate d'argent la bulle est détruite immédiatement et les lambeaux d'épithélium qu'on observe après cette rupture forment la seule altération appréciable. Le liquide écoulé ne paraît pas filant et semble posséder les propriétés de la sérosité ordinaire.

Le pemphygus du col utérin est une affection rare. Je n'en ai observé que deux cas, et aucun des auteurs, même les plus modernes, qui se sont occupés spécialement de gynécologie, n'en font mention. Cependant M. H. de Castelnau, mon savant ami, a pu, pendant son internat à l'hôpital de Lourcine, l'étudier avant moi, six fois, sur les femmes de son service, et se convaincre que, sauf le liseré rouge qui manque le plus souvent, dans tous les cas sont identiquement semblables et dans leur forme et dans leur terminaison. J'ai appris cette particularité lorsque je lui ai communiqué la description du premier spécimen que le hasard m'a permis d'étudier.

M. le professeur Nélaton m'a dit également avoir observé le pemphygus du col. Mais jusqu'à présent on n'en a publié aucune description ou observation.

L'affection semble se terminer toujours spontanément en trois ou quatre jours sans laisser de traces ; elle ne se révèle à la femme qui en est atteinte par aucun symptôme ; ce n'est donc qu'accidentellement et lorsqu'on applique le spéculum pour une autre cause qu'on peut la constater. L'étude du pemphygus du col n'aurait donc aucune importance s'il n'avait une certaine analogie avec la forme initiale du chancre diphthérique du col de l'utérus décrit par M. Bernutz. L'analogie n'est pas complète, il est vrai, cependant elle peut tromper les praticiens qui n'ont pas eu l'occasion de voir les deux affections. Le chancre est constitué par la réunion des vésicules agglomérées contenant un liquide louche. Ces vésicules en se rompant laissent apercevoir une fausse membrane qui devient bientôt saillante et jaunâtre. Cette fausse membrane en se détruisant laisse une ulcération bourgeonnée caractéristique ; sa durée est assez longue. Le pemphygus , lui , est constitué par une vésicule, unique ettoujours transparente qui ne subit aucune transformation. Il disparaît rapidement, spontanément et sans laisser de traces.

L'étude du pemphygus ne présente d'importance qu'au point de vue du diagnostic et du pronostic. Sa durée ne permet guère qu'on le soumette à aucun traitement.

Orléans. — Imp. de Morand-Bouget, rue des Carmes, 36.